あなたを守る！
作業者のための安全衛生ガイド

粉じん作業

JN121457

　本書は粉じん作業に従事する方々が、日々安全で
かつ健康を損なうことなく働くことができるよう
作成したものです。粉じんの危険有害性、作業を行
う上での留意点、保護具の取り扱い、健康管理など
の必要な知識を、粉じん障害防止規則など法令に則
して、ポイントを絞って、わかりやすく、コンパク
トにまとめています。
　また、重要ポイントのチェックリスト（例）も付
いていますので、ぜひ現場で活用してください。

中央労働災害防止協会

目次

CONTENTS

1 粉じんはなぜ有害なのか

　土砂、岩石、鉱物、金属などの粉じんは、私たちが働く多くの作業場にある有害因子のひとつです。粉じんの発散防止の対策が適切でない場合には、さまざまな健康障害を引き起こすことになります。粉じんが原因となる健康障害を「粉じん障害」といい、その代表的なものが「じん肺」です。

　じん肺とは、肺の中に滞留した粉じんが長い年月をかけて肺胞やその周辺に線維組織を増殖させる疾病です。進行すると肺機能が低下し、酸素と炭酸ガスの交換が十分にできず、日常生活に著しい制限が生じます。さらに肺結核、気管支炎、肺がん等の合併症を発生するおそれが高くなります。

　なお、じん肺は粉じんの吸入（ばく露）を止めても症状は進行すること、そしてじん肺は現在の医学によっても治癒することができない特徴があります。

　このようにじん肺等は大変に深刻な疾病であることを忘れないでください。

◎　**粉じんの有害性を見分けるには？**

①　**遊離けい酸の含有率** ‥‥ 含有率が高いものほど体内で溶けにくく、肺内に長期間滞留します。その典型的な例として、粉状の結晶質のけい酸塩化合物（例：石英等）があります。また、遊離けい酸を含まない黒鉛、アルミナ、活性炭などは遊離けい酸を含有しませんが肺内で溶けにくい性質を持っていますので、じん肺の原因になる粉じんです。

②　**粉じんの粒の大きさ** ‥‥ 粉じんの粒が小さいほど空気中に舞い上がりやすく、長時間空気中に浮遊するので吸入する機会が増えます。そして、鼻や口から吸入され、気管や気管支粘膜に捉えられることなく肺胞に到達し、じん肺の原因になります。5μm（0.005mm）程度以下の大きさの粉じんに注意が必要です。

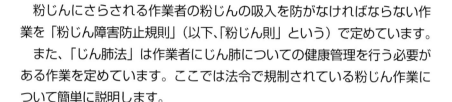

粉じんにさらされる作業者の粉じんの吸入を防がなければならない作業を「粉じん障害防止規則」（以下、「粉じん則」という）で定めています。

また、「じん肺法」は作業者にじん肺についての健康管理を行う必要がある作業を定めています。ここでは法令で規制されている粉じん作業について簡単に説明します。

● **粉じん作業**

粉じん則では、粉じんの吸入防止対策が必要な作業を「粉じん作業」として粉じん則別表第1に示す作業のいずれかに該当するものと定めています（粉じん則第2条第1項第1号）。詳しくは、巻末の（資料）をご覧ください。

また、じん肺法では、作業者がじん肺にかかるおそれがあると認められる作業を「粉じん作業」とし、具体的にはじん肺法施行規則別表に掲げる作業のいずれかに該当するものとしています（じん肺法第2条第1項第3号）。なお、粉じん則別表第1とじん肺法施行規則別表は、後者に石綿関係の作業が含まれていることを除いて、他はほぼ同じです。

● **特定粉じん発生源**

屋内で原料を粉砕する作業など、粉じんの発散が著しい箇所などを「特定粉じん発生源」として、粉じん則別表第2に掲げられています（粉じん則第2条第1項第2号）。これらの箇所には局所排気装置、プッシュプル型換気装置などによって粉じんが作業場に発散する前に取り除くこととされています。

● **特定粉じん作業**

「粉じん作業」のうち、その粉じん発生源が「特定粉じん発生源」であるものをいいます（粉じん則第2条第1項第3号）。

● 呼吸用保護具を使用する作業

　局所排気装置などの設備の設置による粉じんの発散の防止が難しい粉じん作業は、「呼吸用保護具を使用する作業」として粉じん則別表第3に掲げる作業が定められています（粉じん則第27条第1項）。作業者らに防じんマスク等有効な呼吸用保護具を使用させて、粉じんの吸入を防ぐことが必要です。

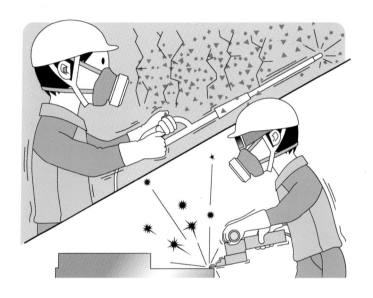

3 粉じん障害の防止対策の原則

　粉じん障害を防止するためには粉じんを吸入しないで作業ができるよう、粉じんの発散を防いで作業環境を整備することが大切です。ここでは粉じん障害の防止対策として、さまざまな方法を示します。皆さんの作業と作業場に合った効果的な対策を管理者や粉じん作業インストラクターと一緒に検討してください。

① **有害性の低い物質に変更する**

　遊離けい酸の含有率が高い粉じんほどじん肺を起こしやすいといわれています。大変難しいことですが原材料を遊離けい酸含有率の低いものに変更することでじん肺防止に高い効果を示します。

② **発散しにくい形状にする**

　原材料への注水、散水、スプレー等により粉じんの発散を確実に防止できます。また、粉状のものをフレークやペレット状に加工すると大きな粒になり、発散しにくくなるばかりでなく、いったん浮遊しても短時間で落下し、いつまでも空気中に漂うことがなく、吸入されるおそれが低くなります。

③ **設備を密閉する**

　粉砕機、篩、ミルなどの設備を完全に囲い込み・密閉化します。完全に密閉化できない場合、密閉する場所から少量でも排気することで、粉じんの発生場所が陰圧になって、粉じんの漏れ出しが無くなり、作業場への発散を防ぐことができます。

④ **作業者と粉じん発生源を隔離する**

　粉じんを発生する設備を作業者の常在しない別の建屋に移したり、同じ建屋内であれば設備と作業場との間に隔壁を設ける等して、作業

者のいる位置に粉じんが流れ込まないようにします。

⑤ **発生した粉じんを取り除く**

　　局所排気装置やプッシュプル型換気装置は粉じんの発散防止に広く利用されている設備です。粉じんが作業場内に発散する前に粉じんを捕捉（排気フードへの吸引気流に乗せること）し、作業場外に排出する仕組みです（図1（a））。設置の際には実際に使用する皆さんの意見を出し合って、使い勝手の良いものを設置してください。

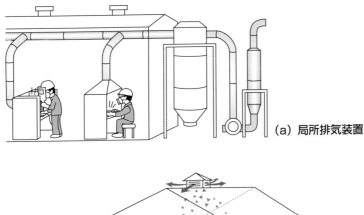

（a）局所排気装置

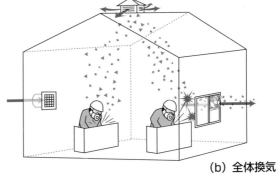

（b）全体換気

図1

⑥　**粉じんを換気で薄める**

　新鮮な外気を取り入れて粉じん濃度を下げる方法で、一般に「全体換気」と呼ばれています（図1（b））。窓等からの外気による「自然換気」、粉じん発生源が高温の場合の熱上昇を利用した「熱気流による換気」、壁換気扇や天井扇による「強制換気」などがあります。

　ただし、粉じん発生源の風下側や換気気流の吹き溜まり等によって粉じん濃度が高くなる場合や、発生する粉じん量が多い作業などには不適切です。粉じん濃度が高くなるおそれのある作業の際には防じんマスク等を着用してください。

⑦　**作業を丁寧に行う**

　粉状の原材料等が入れてあった紙袋、フレキシブルコンテナ等を折りたたむ際には静かに丁寧に行ってください。袋をバタバタたたいたり、袋内の空気を強く押し出したりすると大量の粉じんが発散することがあります。また、原材料等の積み込み・積み卸し作業なども丁寧に行ってください。

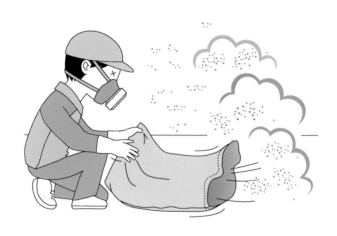

⑧　防じんマスクを使用する

　粉じんの発散防止のための局所排気装置等の異常などで、粉じん濃度の上昇が予想される場合には、防じんマスクなどを使用する必要があります。法令で防じんマスク等の使用を定めている粉じん作業を除いて、原則として非定常時の使用に限定されます。常に着用しての作業は好ましいものではありません。

⑨　床面等を清掃する

　床面に一度落下し、堆積した粉じんは作業者らの歩行や作業に伴って作業場内に再度発散することがあります。この現象を「二次発じん」といいます。そのため、1日1回は必ず床面・設備上の清掃をしてください。小さな粉じんは落下するまでに時間がかかるので、翌朝の作業開始前に清掃を行うと大変効果的です。具体的には真空掃除機を使用したり、ぬれ雑巾・ぬれモップで粉じんを拭き取ったりします。箒で床面を掃くようなことは絶対にしてはいけません。

　また、ふだん清掃することが難しい窓わく・梁・構造物なども1カ月に1回は、必ず清掃してください。なお、清掃の際には防じんマスク等の使用を忘れてはいけません。

◎　保護具着用管理責任者とは？

　「保護具着用管理責任者」とは、有効な保護具の選択、保守管理その他保護具に係る業務を担当する人をいいます。リスクアセスメントの結果に基づき保護具を使用する事業場では、選任しなければならないことになっています。

　呼吸用保護具の選択、使用等については「防じんマスク、防毒マスク及び電動ファン付き呼吸用保護具の選択、使用等について」（厚生労働省令和5年5月25日付け基発0525第3号）を参照してください。

4 作業環境測定で作業場の状態を知る

　粉じん障害を防ぐためには、皆さんの作業場の粉じんの発生の状態を知っておくことが大切です。そのために一定の粉じん作業については、作業場の粉じん濃度を定期的に測定して、その結果に基づく対応が必要になります。これを作業環境測定といい、皆さんが安心して働ける作業場を創り出すための重要な手段となります。ここでは作業環境測定について皆さんに知っておいてほしいことを説明します。

（1）作業環境測定を行う必要のある作業場

　②で述べたように、粉じん則で定める「特定粉じん作業」が行われる屋内作業場は、作業環境測定を行う必要があります。

（2）作業環境測定のあらまし

　「特定粉じん作業」が行われる作業場では、粉じんの状態を定期的に（6カ月以内ごとに1回）測定して、その結果を作業者の全員が知っておくことが必要です。

　作業環境測定は精密な測定と的確な評価を得るために、法令でその方法が細かく定められています。参考までに作業環境測定のおおよその順序を示しておきます。

　　①作業環境測定の対象となる粉じん作業場の決定
　　②測定日時、粉じんの測定位置の決定
　　③作業場の空気を捕集（サンプリング）し、粉じん濃度を計測
　　④平均濃度と測定値のバラツキ程度を評価し、「管理区分」を決定
　　⑤管理区分に応じて、作業環境の改善等に必要な措置の実施

（3）作業環境測定結果の評価

　測定結果を管理濃度と比較して評価します。そして測定対象作業場の粉じんの状態について管理区分を決定します。

評価は下記の３区分に分類され、事業者は区分に応じて必要な措置を実施しなければなりません。

管理区分	作業環境管理の状態と講ずべき措置
第1管理区分	**作業環境管理の状態が適切であると判断される状態** 　現在の作業環境管理の継続的な維持に努めなければならない。
第2管理区分	**作業環境管理になお改善の余地があると判断される状態** 　施設、設備、作業工程または作業方法等の点検を行い、その結果に基づき作業環境を改善するため必要な措置を講ずるよう努めなければならない。
第3管理区分	**作業環境管理の状態が適切でないと判断される状態** ①　施設、設備、作業工程または作業方法等の点検をただちに実施して、改善措置を講ずる。 ②　作業者に有効な呼吸用保護具を使用させる。 ③　産業医が必要と認めた場合には、健康診断の実施その他労働者の健康の保持を図るために必要な措置を講ずる。 ④　環境改善の措置を講じた後、再度作業環境測定を行い、第１もしくは第２管理区分になったことを確認する。

（4）屋外の作業における作業環境測定について

　屋外の粉じん作業であっても、作業環境測定を行い粉じんの状況を知っておくことが大切です。そのため、屋外で行われる一部の粉じん作業は「屋外作業場等における作業環境管理に関するガイドライン」にしたがって作業環境測定を行うことが勧められています。

　屋外では定位置での粉じんのサンプリングが難しいことから、サンプラーを作業者の襟元などに装着して行う、いわゆる個人サンプリングによる方法がとられています。この方法によって得られた値を個人ばく露濃度といい、粉じんの管理濃度と比較・評価することになります。

◎　**管理濃度とは？**

　有害物質の作業環境測定結果を評価し、管理区分を決定するための指標となる数値をいいます。

　土砂・鉱物・岩石・炭素などの粉じんについては下式のとおり粉じん中の遊離けい酸含有率によって管理濃度が変化します。

$$管理濃度（mg/m^3）= \frac{3.0}{1.19 \times 遊離けい酸含有率（\%）+ 1}$$

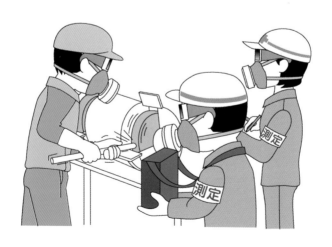

5 保護具の使用で粉じんの吸入を防ぐ

粉じん障害を防止するためには、作業環境の改善を第一に行うことが基本ですが、②で示したように、局所排気装置などの設置による作業環境管理が困難な粉じん作業については呼吸用保護具を使用することが定められています。

呼吸用保護具のうち防じんマスクと防じん機能を有する電動ファン付き呼吸用保護具（P-PAPR）は右のような国家検定の検定合格標章のついたものを使用しなければなりません。

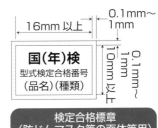

国(年)検
型式検定合格番号
(品名)(種類)

16mm 以上
0.1mm～1mm
10mm 以上

検定合格標章
(防じんマスク等の面体等用)

（1）粉じん作業に有効な呼吸用保護具

粉じん作業に有効な呼吸用保護具には、ホースマスク、エアラインマスクなど呼吸用の空気を供給する形式のものと、ろ過材で粉じんと空気に分離し、呼吸用の空気に供するろ過式のマスクに分類されます。なお、作業場の酸素濃度が 18％未満（酸素欠乏作業）の場所では、指定防護係数が 1,000 以上で全面形面体を有する給気式の呼吸用保護具に限られます。

現在使用されている呼吸用保護具の種類は下図のとおりです。

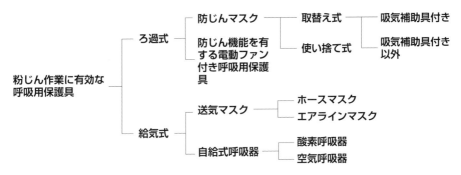

（2）特定の呼吸用保護具の使用が必要な粉じん作業

坑内でコンクリートなどを吹き付ける作業等、一部の粉じん作業は防じん機能を有する電動ファン付き呼吸用保護具の使用が必要です。また、屋外での粉じん作業でも研磨剤を吹き付けて岩石等を研磨する作業などにはろ過式ではなく空気呼吸器または送気マスクの使用が義務付けられています。

（3）防じんマスクの使用

性能の良い防じんマスクを使用しても、着用の方法が正しくないと防じん効果が低下します。ここでは、防じんマスクの使用上の注意点と正しい着用手順を説明します。

① **注意点**

・使用前の点検

ア　ろ過材が濡れたり、破れていないか？

ろ過材が吸湿していると通気抵抗が増して息苦しくなります。また、ろ過材が破れていたりすると抵抗が減り、マスク内へ粉じんが漏れ込みます。速やかにろ過材を交換しましょう。

イ　著しい汚れ・変形、劣化などないか？

マスク本体に変形や劣化があると粉じんを含んだ空気が漏れ込むことになります。劣化した部分はただちに交換しましょう。

・メリヤスカバーは使用しない

メリヤスカバーを付けて使用するとその隙間から粉じんを含む空気が漏れ込みます。防じんマスクとの接触で皮膚に炎症を起こすような場合は上司に相談してください。

・面体と顔面の密閉状態の確認する（シールチェック）

防じんマスクを着用したら必ずシールチェックを行ってください。作業開始時だけでなく休憩や口頭連絡などで防じんマスクを外した後にも必ず実施してください。

・使用限度時間を確認する

使い捨て式防じんマスクの場合、マスクに表示されている使用限度時間に達したら交換してください。作業標準等に定められた使用

可能時間を超えていなくても着用した際に息苦しさや異臭を感じたらただちに交換してください。

② **着用手順**

1）面体と頭ひものからみをなくし、全体を目視する
2）面体を顔に合わせ、頭ひもを後頭部に付ける
3）もう一方の締めひもを首の後ろでつなぐ
4）面体を軽く上下左右にずらし、顔面にフィットさせる
5）シールチェックを行う（③参照）

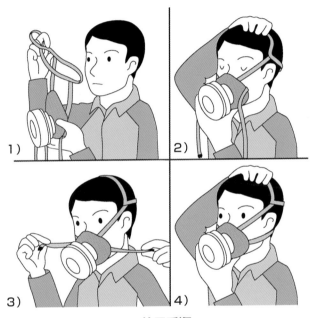

1）

2）

3）

4）

着用手順

③ **シールチェック**

チェックの方法は防じんマスクの型式によって異なるので注意してください。

1）顔面とマスクの面体がフィットしているか確認する
2）手のひら、フィットチェッカー、組み込み式シャッターなど、メーカーが定めた方法で面体内を密閉する

3）そのままの状態で軽く息を吸い込む

4）空気を吸入できず、息が詰まれば漏れはありません

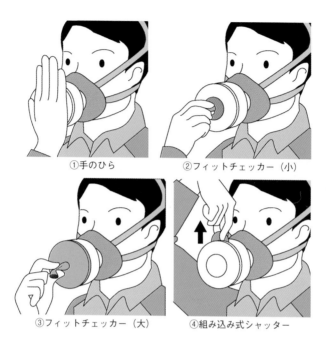

①手のひら ②フィットチェッカー（小）

③フィットチェッカー（大） ④組み込み式シャッター

シールチェックの方法（取替え式防じんマスクの場合）

（4）防じんマスクの管理

　防じんマスクを常に有効な状態で使用するためには、点検・管理が必要になります。

● 作業の終了後、防じんマスクに付着した粉じんを取り払い、固く絞ったふきんで汚れた部分をふき取ります。

● ゴム製の部分、特に排・吸気弁などをシンナーなどで拭かないでください。ひどい汚れや油汚れは中性洗剤を加えたぬるま湯で洗い落とし、清潔な場所で陰干ししてください。

● 保管は休憩室など粉じんの無い場所で、密閉容器等に収納して湿気を吸わないように保管することをお勧めします。

6 作業を始める前の点検

　今日１日、粉じん障害の心配のない作業場で仕事ができるように、作業前点検を行いましょう。

　設備に異常が認められたときには作業主任者・上司に連絡し、正常な状態になるまで作業は控えましょう。修理・復旧まで時間を要する場合には、発散する粉じん量が少なければ、有効な呼吸用保護具を着用した上で粉じん作業を行うことになります。

　作業前点検をする際のポイントは次のとおりです。

● 　粉じん作業場所に立ち入るときは、必ず作業標準で定められた作業衣、保護具を着用してください。

● 　湿度が低く、風が吹いている条件では原材料の表面が乾きやすいので、再度注・散水しておきましょう。

● 　防じんマスクは取扱説明書やチェックリストに従って排気弁、締めひも等の各パーツの劣化の有無、密着性を確認してください。

● 　局所排気装置等の除じん装置に粉じんが溜まり過ぎていないか確認しましょう。そのまま作業をしてしまうと排風機への負担が大きくなり、故障の原因になります。

● 　局所排気装置等のフードから排気口まで異音、振動、ガタツキなどないか確認します。必要があれば修理を依頼します。

● 　作業前点検を終え、ラインが動き出したらベルトコンベア等、原材料の搬送機やその接続部からの粉じんの落下・発散の有無の確認を必ず行ってください。

　作業者の皆さんは粉じんを発生させない、あるいは粉じんを作業場に発散させないルール（作業標準等）に従って作業を進めてください。ルールが守られていないと作業場所に粉じんが発散し、作業環境を悪化させて、粉じん障害の発生を促すことになってしまいます。以下に作業中の留意事項を列記します。

①　作業は丁寧に

　フレキシブルコンテナ、紙袋などを整理するときには前述したとおり丁寧な作業が不可欠です。またこのような作業は局所排気装置等を利用すると粉じんの発生が防げます。

②　粉じんは速やかに除去

　作業中に設備等からこぼれた粉じんは、速やかに真空掃除機などで除去して、新たな粉じんの発生源（二次発じん）にならないようにしてください。

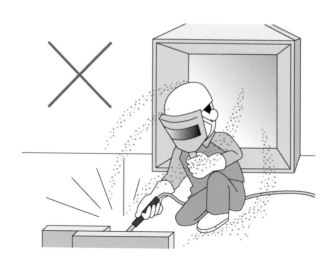

③　**風下で作業しない**

　　全体換気で作業場内の粉じんを希釈する場合には、換気気流の風下
側での作業を控えてください。どうしても作業を行う必要があるとき
には、防じんマスクを着用します。

④　**決められた位置で作業する**

　　局所排気装置のフードと作業位置が当初の位置より離れた場合、粉
じんを吸引する風速（粉じんを捕捉・排出するための風速）が不足し、
本来の粉じん発散防止効果が得られないので注意が必要です。

　　また、局所排気装置のフードと粉じんの発生源の間で作業すると、
吸引気流に乗った粉じんにさらされます。このようなことがないよう
に作業を進めましょう。

⑤　**防じんマスクを放置しない**

　　休憩時間や昼食などの時、防じんマスクを作業場に放置せず、きれ
いな場所に置いてください。そして、粉じん作業を再開する際には、
必ずシールチェックを行ってください。

⑥　**異常を発見したらすぐに連絡**

　　粉じん作業中に製造設備や局所排気装置などから異音が聞こえた
り、異常な振動が認められたら、速やかに運転を中止して、設備等の
担当者に連絡を取り修理などを依頼しましょう。

8 終業するときの点検

　今日1日の仕事が終わりました。明日も快適に作業を行えるように、帰宅する前に身の回りの点検を実施します。

● 　機械器具に付着した粉じんの払い落としには局所排気装置等を使用したり、換気の良い場所で行ったりしてください。設備や床面は、真空掃除機や濡れたモップ・雑巾を使って、1日1回必ず清掃・除去しましょう。どうしても箒を使用する場合には、水に浸した新聞紙片やおがくず、茶殻などをまいて、一緒に掃くようにします。

● 　普段清掃することができない機械設備の上、工場建屋の梁、窓枠等も、月に1回は清掃しましょう。

● 　作業中に局所排気装置等の異常（異音、振動、加熱等）に気づいたら担当者に報告しましょう。また、除じん装置等の粉じんの溜まり状態によっては、除じん装置から粉じんを排出（担当者が別に決まっている場合には排出を依頼）しておいてください。

● 　防じんマスクは16頁で示した方法で管理してください。点検で異常を見つけたら交換しておきましょう。粉じん、直射日光、腐食性のガスにさらされない清潔な場所に保管してください。

● 　粉じん作業場から外に出る際には、作業衣等に付着した粉じんをブラシ等で払い落としてください。

● 　作業標準等に定められた使用日を経過した作業衣や、汚れの著しいものは洗濯をしましょう。粉じんの付着した作業衣での通勤や、作業衣を家庭に持ち込むことは絶対にやめてください。

9 じん肺健康診断とその事後

　粉じん障害を防止するためには粉じんの吸入防止対策だけではなく、じん肺等の健康障害を、自覚症状がない早期の段階で見つけることが大切です。そのため、作業者にはじん肺健康診断の受診が義務付けられています。

　作業環境測定結果に問題がなくても作業姿勢、作業の方法、防じんマスクの着用状態などによっては、粉じんの吸入量が多くなることがあります。また、作業者１人ひとりの粉じんの吸入量や粉じん作業に就いた期間に差異があることや、作業者の粉じんに対する感受性の差異等を考えると、決してじん肺健康診断をおろそかにしてはなりません。

　ここでは、じん肺健康診断について説明します。

（1）じん肺健康診断

　粉じん作業に従事する作業者はじん肺健康診断を受け、その結果に基づく健康管理を受けることになっています。じん肺健康診断は以下のように４種類あります。

① 就業時健康診断

　　新入の作業者や配置替えの作業者など新たに粉じん作業に従事する作業者を対象とするもの（雇入れまたは配置替えの日の前後おおむね３カ月のうちに行う）。

② 定期の健康診断

　　粉じん作業に就いている作業者、粉じん作業に就いていたことがあり、じん肺にかかっている作業者を対象としたもの。じん肺管理区分によって次の表のとおり受診期間が定められている。

粉じん作業の従事状況	じん肺管理区分	定期健康診断の期間
現在、粉じん作業に就いている	1	3年以内ごとに1回
	2, 3	1年以内ごとに1回
現在、粉じん作業に就いていない	2	3年以内ごとに1回
	3	1年以内ごとに1回

③ **定期外健康診断**

　　作業者にじん肺やその疑いが認められたり、または合併症で1年以上療養休業していた作業者に療養休業の必要がないと診断されたとき受けるもの。

④ **離職時健康診断**

　　粉じん作業に1年以上就き、一定の条件にあてはまる作業者が離職するとき、事業者に離職時健康診断の実施を請求して、受診することができるもの。

粉じん作業従事との関連	じん肺管理区分	直前のじん肺健康診断から離職までの期間
常時粉じん作業に従事	1	1年6月以上
	2, 3	6月以上
常時粉じん作業に従事したことがあり現に粉じん作業以外の作業に従事	2, 3	6月以上

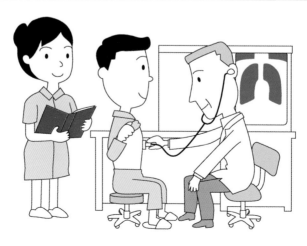

（2）じん肺管理区分とは

　じん肺健康診断の受診後、その結果はじん肺の有無と症状の程度によって４つの区分（下表を参考）に分けられます。事業者が都道府県労働局長にエックス線写真などを提出すると「じん肺管理区分」が決定されます。労働局長は事業者に決定結果を通知しますので、事業者は「じん肺管理区分等通知書」により作業者に「じん肺管理区分」を知らせることになります。

（参考）じん肺管理区分別の健康管理上の留意事項

じん肺管理区分		健康管理上留意すべき事項
管理1		じん肺の所見はなく、特に就業上の制限はありません。
管理2		粉じんにさらされる程度を少なくすることが必要です。
管理3	イ	粉じんにさらされる程度を少なくすることが必要です。 場合によっては粉じん作業から作業転換することが望まれます。
	ロ	粉じん作業から作業転換することとされています。
管理4		療養が必要です。

＊じん肺法施行規則「じん肺管理区分等通知書」より抜粋

（3）じん肺健康診断の事後

　じん肺と診断された場合には、じん肺の進行を抑えたり長期にわたる健康状態の監視が必要になりますので、じん肺管理区分に基づいて健康管理を実施することとされています。

①　作業転換

　じん肺管理区分が「管理３イ」と決定された人は、事業者は粉じんのない作業への転換（事務作業など）を勧めることとされています。「管理３ロ」と決定された場合には、事業者は粉じんのない作業に転換させなければなりません。

② **療養**

　じん肺管理区分が「管理４」に該当する人と合併症にかかっている人は、じん肺の症状が重いので、しっかり治療・休養する必要があります。これらの人は必要な手続きをすれば労災保険で治療を受けることができます。

　また、じん肺管理区分が「管理２」「管理３」の人で合併症が新たに認められた人についても、同様の手続きによって労災保険の利用が可能になります。

③ **健康管理手帳**

　じん肺は長期にわたって進行することなどから、事業場を退職（離職）した後も十分な健康管理を続けることが大切です。

　そのために、じん肺管理区分が「管理２」および「管理３」の人が離職するときや、離職してからでも所定の手続きをすれば「健康管理手帳」をもらうことができます。そして、１年に１回無料で健康診断を受けることが可能になっています。

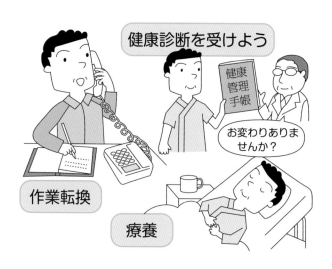

10 その他

その他、作業を行う上で知っておきたい事項を紹介します。

● 粉じん作業特別教育を受けること

事業者は新入社員や配置転換などで新たに粉じん作業に就く作業者に、じん肺などの粉じん障害にかからないための正しい粉じん作業の進め方について、作業者教育を行うこととされています。

粉じん作業を行う上で知っていなければならない重要なことがらを学ぶものです。必ず受けましょう。

● 問題は相談・解決しよう

皆さんが粉じん作業を行う中で、少しでも危険性や有害性について不安や疑問を感じたら、問題をそのままにしておかないで、必ず上司と相談して解決する習慣を身につけましょう。

● 設備の性能は定期自主検査で確認する

特定粉じん発生源に設けられた局所排気装置等については、定期に自主検査を行い、常に吸引・除じん性能を維持できるように保守管理が必要です。特にフードへの吸引気流は保守管理担当者と協力して、厚生労働大臣が定める値（いわゆる制御風速）を常に超えるように管理してください。

　じん肺やその合併症など、いわゆる粉じん障害にかかってしまうと大変つらい結果を招くことになります。しかし、ここまで説明してきたことをしっかり守っていただければ、粉じんを吸入せずに安心して作業を続けることができます。

　そのために、次の４点を心がけて粉じん作業を行ってください。

「粉じんを発生させない」
「粉じんを作業場に発散させない」
「粉じんを吸入しない」
「じん肺健康診断を欠かさず受診する」

　この４点を常に確認しながら作業を進めれば、粉じんの吸入を確実に防止することができ、粉じん障害の早期発見に役立つはずです。

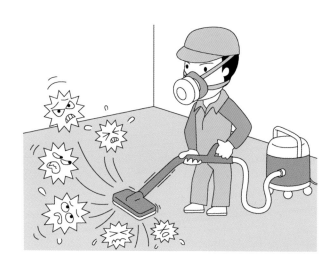

1 鉱物等（湿潤な土石を除く。）を掘削する場所における作業（次号に掲げる作業を除く。）。ただし、次に掲げる作業を除く。
　イ 坑外の、鉱物等を湿式により試錐（しすい）する場所における作業
　ロ 屋外の、鉱物等を動力又は発破によらないで掘削する場所における作業

1の2 ずい道等の内部の、ずい道等の建設の作業のうち、鉱物等を掘削する場所における作業

2 鉱物等（湿潤なものを除く。）を積載した車の荷台を覆し、又は傾けることにより鉱物等（湿潤なものを除く。）を積み卸す場所における作業（次号、第3号の2、第9号又は第18号に掲げる作業を除く。）

3 坑内の、鉱物等を破砕し、粉砕し、ふるい分け、積み込み、又は積み卸す場所における作業（次号に掲げる作業を除く。）。ただし、次に掲げる作業を除く。
　イ 湿潤な鉱物等を積み込み、又は積み卸す場所における作業
　ロ 水の中で破砕し、粉砕し、又はふるい分ける場所における作業

3の2 ずい道等の内部の、ずい道等の建設の作業のうち、鉱物等を積み込み、又は積み卸す場所における作業

4 坑内において鉱物等（湿潤なものを除く。）を運搬する作業。ただし、鉱物等を積載した車を牽引（けんいん）する機関車を運転する作業を除く。

5 坑内の、鉱物等（湿潤なものを除く。）を充てんし、又は岩粉を散布する場所における作業（次号に掲げる作業を除く。）

5の2 ずい道等の内部の、ずい道等の建設の作業のうち、コンクリート等を吹き付ける場所における作業

5の3 坑内であつて、第1号から第3号の2まで又は前二号に規定する場所に近接する場所において、粉じんが付着し、又は堆積した機械設備又は電気設備を移設し、撤去し、点検し、又は補修する作業

6 岩石又は鉱物を裁断し、彫り、又は仕上げする場所における作業（第13号に掲げる作業を除く。）。ただし、火炎を用いて裁断し、又は仕上げする場所における作業を除く。

7 研磨材の吹き付けにより研磨し、又は研磨材を用いて動力により、岩石、鉱物若しくは金属を研磨し、若しくははり取りし、若しくは金属を裁断する場所における作業（前号に掲げる作業を除く。）

8 鉱物等、炭素原料又はアルミニウムはくを動力により破砕し、粉砕し、又はふるい分ける場所における作業（第3号、第15号又は第19号に掲げる作業を除く。）。ただし、水又は油の中で動力により破砕し、粉砕し、又はふるい分ける場所における作業を除く。

9 セメント、フライアッシュ又は粉状の鉱石、炭素原料若しくは炭素製品を乾燥し、袋詰めし、積み込み、又は積み卸す場所における作業（第3号、第3号の2、第16号又は第18号に掲げる作業を除く。）

10 粉状のアルミニウム又は酸化チタンを袋詰めする場所における作業

11 粉状の鉱石又は炭素原料を原料又は材料として使用する物を製造し、又は加工する工程において、粉状の鉱石、炭素原料又はこれらを含む物を混合し、混入し、又は散布する場所における作業（次号から第14号までに掲げる作業を除く。）

12 ガラス又はほうろうを製造する工程において、原料を混合する場所における作業又は原料若しくは調合物を溶解炉に投げ入れる作業。ただし、水の中で原料を混合する場所における作業を除く。

13 陶磁器、耐火物、けい藻土製品又は研磨材を製造する工程において、原料を混合し、若しくは成形し、原料若しくは

半製品を乾燥し、半製品を台車に積み込み、若しくは半製品若しくは製品を台車から積み卸し、仕上げし、若しくは荷造りする場所における作業又は窯の内部に立ち入る作業。ただし、次に掲げる作業を除く。

　イ　陶磁器を製造する工程において、原料を流し込み成形し、半製品を生仕上げし、又は製品を荷造りする場所における作業

　ロ　水の中で原料を混合する場所における作業

14　炭素製品を製造する工程において、炭素原料を混合し、若しくは成形し、半製品を炉詰めし、又は半製品若しくは製品を炉出しし、若しくは仕上げする場所における作業。ただし、水の中で原料を混合する場所における作業を除く。

15　砂型を用いて鋳物を製造する工程において、砂型を造型し、砂型を壊し、砂落としし、砂を再生し、砂を混練し、又は鋳ばり等を削り取る場所における作業（第7号に掲げる作業を除く。）。ただし、水の中で砂を再生する場所における作業を除く。

16　鉱物等（湿潤なものを除く。）を運搬する船舶の船倉内で鉱物等（湿潤なものを除く。）をかき落とし、若しくはかき集める作業又はこれらの作業に伴い清掃を行う作業（水洗する等粉じんの飛散しない方法によって行うものを除く。）

17　金属その他無機物を製錬し、又は溶融する工程において、土石又は鉱物を開放炉に投げ入れ、焼結し、湯出しし、又は鋳込みする場所における作業。ただし、転炉から湯出しし、又は金型に鋳込みする場所における作業を除く。

18　粉状の鉱物を燃焼する工程又は金属その他無機物を製錬し、若しくは溶融する工程において、炉、煙道、煙突等に付着し、若しくは堆積した鉱さい又は灰をかき落とし、かき集め、積み込み、積み卸し、又は容器に入れる場所における作業

19　耐火物を用いて窯、炉等を築造し、若しくは修理し、又は耐火物を用いた窯、炉等を解体し、若しくは破砕する作業

20　屋内、坑内又はタンク、船舶、管、車両等の内部において、金属を溶断し、又はアークを用いてガウジングする作業

20の2　金属をアーク溶接する作業

21　金属を溶射する場所における作業

22　染土の付着した藺草を庫入れし、庫出しし、選別調整し、又は製織する場所における作業

23　長大ずい道（じん肺法施行規則（昭和35年労働省令第6号）別表第23号の長大ずい道をいう。別表第3第17号において同じ。）の内部の、ホッパー車からバラストを取り卸し、又はマルチプルタイタンパーにより道床を突き固める場所における作業

（参考）粉じん作業のチェックリスト（例）

　このチェックリストは、粉じん障害防止のために必要なチェックポイントのうち、「一般的事項」「防じんマスク」「局所排気装置等」に分けて、表にまとめたものです。それぞれの職場の状況に応じて、必要な項目を追加してご利用ください。

1．一般的事項

チェック項目	適否の基準	適	否
① 湿式の作業では十分に与湿、注水、散水等が行われているか	適切に行われていること		
② 設備の隙間等から粉じんが漏れ出していないか	漏れがないこと		
③ 作業床面や機械設備、梁（はり）などに粉じんが堆積していないか	堆積していないこと		
④ 粉じんの発散防止のために作業は丁寧に行われているか	丁寧に行われていること		
⑤ 粉体の入っている容器にはふたがしてあるか	出し入れ時以外はふたがしてあること		
⑥ 防じんマスクの着用が必要な作業では、防じんマスクを着用しているか	作業時には着用していること		
⑦ 粉じん作業場で飲食、喫煙、食事をしていないか	いずれもしていないこと		
⑧ 粉じんの発生源は局所排気装置等または密閉する設備が設けられているか	設けられ、稼働していること		
⑨ 局所排気装置等が適切な方法で使用されているか	適切に使用されていること		
⑩ 粉じん作業場から出るときには、作業衣や靴に付着した粉じんを払い落とすなどして作業場外に発散させないようにしているか	適切に粉じんが払われていること		

※　①、⑥、⑧、⑨は該当しない作業場もあるので注意すること

2. 防じんマスク、防じん機能を有する電動ファン付き呼吸用保護具（P-PAPR）

チェック項目	適否の基準	適	否
① マスクの大きさは、使用する作業者の顔面にフィットしたものを選んでいるか	顔面に合ったものを選んで使用していること		
② ろ過材が濡れたり、縮んでいたり、損傷していないものを使用しているか	全てに該当すること		
③ 排気・吸気弁に破損、変形が認められるか	全てが認められないこと		
④ 頭・頸部のマスク固定用のひも類に伸びがあるか	伸びが認められないこと		
⑤ 粉じん作業に入る前にシールチェックを行っているか	行っていること		
⑥ P-PAPR のバッテリーは満充電になっているか	なっていること		
⑦ 防じんマスクの使用中に、異臭や急激な通気抵抗の増減があるか	いずれも認められないこと		
⑧ マスクと顔面の間にメリヤスカバーやタオル等を当てていないか	当てていないこと		
⑨ ろ過材は適切に交換しているか	交換していること		
⑩ 使い捨て式防じんマスクは使用限度時間を越えて使用していないか	使用していないこと		
⑪ 使用後のマスクの汚れをそのままにしていないか	汚れたままにしておかないこと		
⑫ 使用後のマスクを粉じん作業場に放置していないか	清潔な場所に保管すること		

※ 取替え式・使い捨て式防じんマスク、P-PAPR は型式検定合格標章の付されたものを選択し、使用すること

3. 局所排気装置等

チェック項目	適否の基準	適	否
① 粉じんの発生源ごとに局所排気装置が設けられ稼働しているか	稼働していること		
② 粉じん発生源から吸引フードに排気気流がスムーズに流れているか	スムーズに流れていること		
③ 設備の隙間等から粉じんが漏れ出していないか	漏れがないこと		
④ フードの吸引気流に対して妨害気流はないか	妨害気流がなく、吸引されていること		
⑤ フードの開口面付近に障害物等が置かれていないか	障害物等が置かれていないこと		
⑤ プッシュプル型換気装置の場合には換気区域内に障害物等が置かれていないか	障害物等が置かれていないこと		
⑥ フードの開口面は粉じんの発散方向に正しく向いているか	発散方向に向いていること		
⑦ フード等に腐食、破損、摩耗、へこみ等がないか	腐食、破損、摩耗、へこみ等がないこと		
⑧ 局所排気装置等の稼働時に異常な振動、異音、発熱がないか	いずれも認められないこと		
⑨ 粉じん作業の位置（発生源）がフードの開口面から離れすぎていないか	所定の位置で作業が行われていること		
⑩ 粉じんの発生位置の風下側や換気区域外で作業を行ってはいないか	風下側・換気区域外で作業が行われていないこと		
⑪ 除じん装置内の粉じん量が規定量を超えていないか	規定量を超えていないこと		

※ 局所排気装置等にはプッシュプル型換気装置を含む

あなたを守る！
作業者のための安全衛生ガイド

粉じん作業

平成 25 年 1 月 25 日　第 1 版第 1 刷発行
平成 31 年 1 月 31 日　第 2 版第 1 刷発行
令和 6 年 1 月 25 日　第 3 版第 1 刷発行

編　者　　中央労働災害防止協会
発行者　　平山 剛
発行所　　中央労働災害防止協会
〒 108-0023
東京都港区芝浦 3-17-12 吾妻ビル 9 階
電　話　　販売　03（3452）6401
　　　　　編集　03（3452）6209

デザイン　　　　㈱ジェイアイプラス
イラスト　　　　寺平京子
制作センター　　㈱丸井工文社

落丁・乱丁本はお取り替えいたします。　©JISHA 2024
ISBN978-4-8059-2148-7　C3043
中災防ホームページ　https://www.jisha.or.jp/